Rudolf Steiner

Mann und Frau

Eine Beziehung mit Spannung, Liebe und Freiheit

Ein Vortrag gehalten in Stuttgart am 10. Dezember 1907

Inhalt

Rudolf Steiner

Mann und Frau

Stuttgart, 10. Dezember 1907

Sehr verehrte Anwesende!

Dasjenige, was uns heute beschäftigen soll, bildete in einer gewissen Beziehung zu allen Zeiten einen Gegenstand des Interesses. Insbesondere dürfen wir aber das Verhältnis von Mann und Frau noch als eine Art Frage unserer unmittelbaren Gegenwart bezeichnen, als eine Frage, die heute mit großer Lebhaftigkeit von den verschiedensten Gesichtspunkten, von den verschiedensten Parteistandpunkten erörtert wird.

In Parteistreitigkeiten, in Parteigegensätze sich einzulassen, ist nicht die Mission, nicht die Aufgabe der Geisteswissenschaft. Daher wird dasjenige, was heute über diesen Gegenstand zu sagen sein wird, sich in einer gewissen Beziehung vielleicht unzeitgemäß ausnehmen. Denn von einer höheren Warte aus hat Geisteswissenschaft auch solche Fragen wie diese mit völliger Objektivität, mit völliger Ruhe, mit der Ruhe des erzählenden Tons zu betrachten.

Allerdings hat sie es dabei nicht leicht. Denn solche Fragen rühren in einer außerordentlichen Weise das Gemüt der Menschen, die ganze Empfindungs- und Leidenschaftswelt an. Und mehr als gegenüber etwas anderem, ist es einer solchen Frage gegenüber der Fall, dass der eine oder andere seine Antwort irgendwie bereit hat und dass ihm daher manches, was gerade auf diesem Gebiet von einer höheren Warte aus gesagt werden muss, gegen alle seine Urteile und Vorurteile geht, sodass er sich innerlich auflehnen muss.

Das kann aber den Geistesforscher nicht davon abhalten, trotz aller Parteigegensätze, trotz aller Aufrührung der Leidenschaften der Gegenwart, gerade auf einem solchen Feld seine Aufgabe zu erfüllen, ein reger Beobachter zu sein und eine solche Frage über alle parteimäßige Anschauung hinauszuheben.

Wie schwer das ist, das zeigt vielleicht eine ganz kleine Blütenlese von Urteilen, die auf diesem Gebiet in unserer Gegenwart vorgebracht werden. Nicht nur Agitatoren und Agitatorinnen, nicht nur solche, die leichten Herzens diese oder jene Schlagworte finden, haben sich über unser Thema, insbesondere über das Wesen der Frau ausgelassen, sondern auch solche, die von eigenen Gesichtspunkten aus einen höheren, objektiven Ton anschlagen wollen. Und es wird lehrreich sein, diese kleine Umschau zu halten.

Dabei sei von vornherein betont, dass nicht irgendwelche zufällig aufgelesenen Urteile gegeben werden, sondern tonangebende Urteile. Gelehrte und ungelehrte Leute haben sich über das Wesen der Frau ausgesprochen, aber es ist bezeichnend, wie das geschehen ist.

Da beschäftigt sich einer mit dem Wesen des Menschen vom anthropologischen Standpunkt aus und fasst das Wesen der Frau in dem Wort «Ergebenheitsgefühl» zusammen. Wohlgemerkt, das ist nicht so gemeint, als ob das wie ein Ideal hingestellt sein sollte, dem die Frau nachzustreben habe, sondern er will sagen, dass nach der ganzen Natur der Frau° die hervorstechendste Eigenschaft der Frau das Ergebenheitsgefühl ist.

Eine andere Persönlichkeit, die mit ebensolcher Objektivität das Wesen der

Frau bezeichnen wollte, fasste ihrerseits zusammen, was sich für sie ergab, und drückte das Wesen der Frau mit dem Wort «Herrschaftslust» aus.

Ein sehr bedeutender Pathologe versuchte von seinem Gesichtspunkt aus das Wesen der Frau zu skizzieren und sagte: Alles in der Frau weist auf eine Grundeigenschaft hin, das ist die «Sanftmut». Das wollte ein wissenschaftliches Urteil sein.

Ein anderer sagte: «Zornmütigkeit». Wiederum jemand, der glaubte, von einer höheren Warte aus die Eigenschaften der Frau zusammenfassen zu können, sagte: «konservativer Sinn». Und ein anderer sagte: Alles Revolutionäre geht aus der Frauennatur hervor.

Da haben Sie ein kleine Blütenlese, die ein Bild von der «Einmütigkeit» derer geben kann, die objektiv skizzieren wollen. Ein sehr berühmter Nervenpathologe (Möbius) hat das Büchelchen geschrieben: *Über den physiologischen Schwachsinn des Weibes*.

Wenn wir solche Urteile nicht nur von ihrer komischen, sondern von der universell-geistigen Seite nehmen, sind sie im höchsten Grad lehrreich. Denn sie zeigen uns, was es für eine Bewandtnis damit hat, wenn man sagt: «Was Ihr Geisteswissenschaftler sagt, ist subjektiver Glaube. Wenn man sich aber auf das Feld der äußeren Beobachtung stellt, können nur einmütige Urteile herauskommen.»

So sind diese einmütigen Urteile! Interessant ist es aber, dass uns wie aus so zahlreichen Punkten unserer zeitgenössischen Urteile gerade hier eine Tatsache entgegentritt, die beweist, wie die Geisteswissenschaft etwas ist, was gegenüber den großen, wichtigen Fragen der Gegenwart uns wie gerufen vorkommen muss. Denn wenn auch unsere Zeit in vieler Beziehung im Dunkeln tastet, dieses Tasten im Dunkeln weist oft in merkwürdiger Ahnung darauf hin, wie notwendig es ist, das richtige Wort zu sprechen.

Etwas, was wie eine aus dem Geist des Materialismus heraus gesprochene Ahnung, aber eine karikierte (verzerrte) Ahnung des Richtigen erscheinen muss, ist das, was in einem viel Aufsehen erregenden Buch der letzten Zeit steht, in dem Buch, das von einem genialen, aber unreifen Denker, dem jungen Weininger, herrührt: *Geschlecht und Charakter*.

Wollen wir diese merkwürdige Ahnung richtig würdigen, dann müssen wir uns zuerst einen Tatbestand, den uns die Geisteswissenschaft zeigt, vor die Seele rücken. Obwohl wir die elementare Anschauung über das Wesen des Menschen schon oft dargestellt haben, müssen wir uns heute noch einmal in dieses Wesen des Menschen vertiefen. Wir fassen vom Standpunkt der Geisteswissenschaft (vier Glieder des Menschen ins Auge: physischer Leib, Ätherleib, Astralleib und Ich).[1]

Nun verstehen wir das Verhältnis zwischen Mann und Frau°, wenn wir zunächst eine wichtige Tatsache aussprechen, die uns die Geisteswissenschaft liefert, eine Tatsache, die freilich manchem wie eine groteske Tatsache erscheint – aber das macht nichts.

1 Die Klartextnachschrift weist auf eine kleine, hier in Klammern überbrückte Lücke hin. Für die Fachausdrücke der Geisteswissenschaft siehe S. 27.

Im Grunde genommen hat ein jeder Mensch in einer gewissen Form beide Geschlechter in sich:

- Der Mann hat äußerlich den sichtbaren männlichen Leib – sein Äther- oder Lebensleib ist weiblicher Natur;
- und umgekehrt ist es bei der Frau° – (ihr Ätherleib ist männlicher Natur),

sodass ein polarischer Gegensatz beim Menschen vorhanden ist.

Derjenige, der versucht, diese Tatsache mit allen Kräften seiner Seele zu würdigen, wird verstehen, wie viel von den Erscheinungen dadurch verständlich wird. Wer sähe nicht, wie im Mann zu schöner Harmonie mit seinen männlichen Eigenschaften weibliche Eigenschaften sich vereinen – (und bei der Frau männliche Eigenschaften mit den weiblichen).

Damit ist zu gleicher Zeit etwas anderes gegeben – dass man die Frage aufwerfen kann: «Wenn nun im Schlaf der Astralleib und das Ich außer dem physischen und Ätherleib sind, wie verhält es sich mit dem Geschlecht für Astralleib und Ich?» Die sind in Bezug auf das Geschlecht absolut neutral. Was im Geschlecht lebt, ist ein Organ nach außen, genau wie die Sinne.

Damit bekommen wir die Notwendigkeit, nicht mehr oberflächlich, vom Standpunkt der äußeren Welt, vom Männlichen und Weiblichen überhaupt zu sprechen, sondern wir überzeugen uns, dass wir zu den unsichtbaren Welten zurückkehren müssen, zum Ätherleib. Die sinnliche Beobachtung ist auf diesem Gebiet eine Illusion.

Äußerlich ist der Mann Mann, nach innen hat er aber die Eigenschaften eines weiblichen Ätherleibs, und die Sinnesbeobachtung zeigt uns nur den einen Teil seines Wesens. Diese Tatsache ist in karikierter Weise von Weininger geahnt worden, nur spricht er von dieser Tatsache in grob materialistischem Sinne. Er spricht davon, dass in jedem Teil des Menschen männliche und weibliche Stoffe durcheinandergemischt sind.

Aber es ist nicht möglich, mit einer solchen materialistischen Theorie weiterzukommen. Er gibt merkwürdige Eigenschaften von der Frau an: Die Frau° habe keine Individualität und keine Persönlichkeit, keine Intelligenz und keine Freiheit, keinen Charakter und keinen Willen. Auch die männliche Seite trägt dieses Wesen in sich, auch jeder Mann hat also in einem Teil seines Wesens keine Individualität und so weiter.

Wenn wir die Wahrheit festhalten, dass wir in jedem Mann mit der männlichen Natur nach außen, mit der weiblichen Natur nach innen zu rechnen haben, dann werden wir manchen Standpunkt des Mannes über die Frau begreifen. Und wir werden begreifen, aus wie tiefer Wahrheitsgrundlage heraus unsere Männerkultur zum Beispiel sagt: «Das Ewig-Weibliche zieht uns hinan.» Es ist dies vom Standpunkt des Mannes aus gesprochen.

Aber da unsere abgelaufene Kultur eine Männerkultur war und erst jetzt ein Zusammenwirken beginnt, das Früchte tragen wird, von denen sich die heutige Zeit wenig Ahnung macht, so begreifen wir, dass in aller Mystik das, was aufwärtsstrebt, das Neutrale oder Geschlechtslose, als das «Ewig-Weibliche» bezeichnet wird. Man braucht nur zu sehen, welche aktiven, tätigen

Eigenschaften an männlicher Hingabe und Liebesdienst die Frau im Kriegsdienst, im Wohltätigkeitsdienst zu erzeugen vermag, welche Unerschrockenheit in anderen Tugenden die Frau zeigt. Dann wird man auch ihre Doppelnatur vollständig sehen können.

Nun aber handelt es sich darum, von einem noch viel tieferen Gesichtspunkt aus den Gegenstand aufzufassen. Uns hat sich gezeigt, dass das Geschlecht, dasjenige, was sich im Gegensatz des Männlichen und Weiblichen ausdrückt, dem physischen und Ätherleib angehört. Wie ist es nun mit einem Gegensatz, der hier in der Welt zum Ausdruck kommt, in den höheren Welten? Hört da jeglicher Gegensatz auf?

Nachts hat es keinen Sinn mehr, von Geschlecht zu sprechen. In einer Welt, für die man die höheren Sinne braucht, lebt in der Nacht der menschliche Astralleib mit dem Ich. Mit dieser Welt geistiger Wesenheiten sind der Astralleib und das Ich des Menschen vereint. Hört in diesen Welten überhaupt die Möglichkeit auf, von einem ähnlichen Gegensatz zu sprechen oder gibt es auch dort etwas von einem solchen Gegensatz?

Für denjenigen, der an der Grundwahrheit festhält, dass alles Physische der äußere Ausdruck des Geistigen ist, für den muss diese Frage auftauchen: Der Gegensatz der Geschlechter muss auch der physische Ausdruck für irgendetwas in der geistigen Welt sein. Das Mysterium des Geschlechtlichen ist so tief und bedeutsam, dass wenn man auf diesem Gebiet dazu kommt, von der Wahrheit zu reden, man für die oberflächliche Betrachtung Paradoxes über Paradoxes behaupten muss.

Es gibt einen Gegensatz in der Welt, in die der Mensch während des Schlafzustands eintritt, einen Gegensatz, dessen Ausdruck hier der Gegensatz der Geschlechter ist. Dieser Gegensatz in der geistigen Welt wird in der Geisteswissenschaft seit uralten Zeiten als

der Gegensatz von Tod und Leben

bezeichnet. Hinter unserer Welt liegt eine Welt, in welcher höhere Kräfte für Tod und Leben sind. Und hier in dieser Welt ist der Gegensatz der Geschlechter der Ausdruck für diese Kräfte. Wir werden dies wenigstens annähernd verstehen können.

Betrachten wir ein Wesen dieser Welt, zum Beispiel einen Menschen. Wir dürfen ihn nicht zu gradlinig und einfach betrachten. Wir müssen sehen, wenn wir ihn verstehen wollen, wie in diesem Menschen tatsächlich Gegensätze zum Ausdruck kommen. Wir sehen

- wie der Mensch geboren wird,
- wie er heranwächst,
- wie er zunächst bis zu seinem 7. Jahr nach dem Festbestimmten hin die Form ausbildet,
- wie diese Form noch lange wächst und größer wird,
- wie er dann stationär bleibt,
- wie von der Lebensmitte an dann verzehrende Kräfte wirken.

Da, wo die schöpferischen Kräfte zusammengedrängt° erscheinen, da ist die

Geburt; da, wo die verzehrenden Kräfte zusammengedrängt° erscheinen, ist der Tod. In der Mitte des Lebens stehen wir im Gleichgewicht.

Aber diese zwei Kräfte sind während des ganzen Lebens im Menschen vorhanden, schon mit der Geburt beginnen diese verzehrenden Kräfte ihre Tätigkeit, ab der Lebensmitte gewinnen sie den Vorsprung. Das menschliche Wesen ist ohne das fortwährende Zusammenwirken dieser beiden Kräfte nicht möglich. Würde im Menschen nur die Kraft des Lebens wirken, dann würde der Mensch wie Feuer in einem kurzen Dasein aufbrodeln, sich immer weiter entwickeln, sich im Leben überstürzen.

Die verzehrenden Kräfte, die ihre Summe im Tod finden, sind zugleich die Kräfte, welche als wohltätige Kräfte dem Menschen die Möglichkeit geben, Form, Gestalt in seine Wesenheit hineinzubringen. Vom Leben kommt ein Vorwärtsdrängen, das Leben will jede Form in eine neue verwandeln.

Der Tod erscheint nur dann als etwas, was seiner Wesenheit nach Vernichtung ist, wenn wir ihn in seiner Summe betrachten. Was er als Summe ist, ist er nicht immer: Dieselbe Kraft, die des Menschen physisches Leben schließt, ist es, die dem Menschen seine Form gibt und ihn in einer gewissen Ruhe erhält.

Das können Sie sehen, wenn Sie den Gegensatz an einem äußeren Wesen, zum Beispiel an einer Pflanze° betrachten. Da sehen Sie, wie Spross für Spross hervorgebracht wird, wie die Kräfte des Lebens Blatt für Blatt hervorbringen. Und da sehen Sie eine Kraft, die die Form erhält, die Festigkeit und Gestalt in das sich überstürzende Leben hineinbringt. Würde nur die Lebenskraft wirken, dann würde ein Blatt gar nicht bestehen können, denn das Leben würde weitereilen. Das Leben muss fortwährend gehemmt, seinem nie rastenden Lauf entzogen werden.

Diese zwei Kräfte halten ewig einander das Gleichgewicht. Diese zwei Kräfte, die in ihrem höchsten Punkt als Leben und Tod erscheinen, sind die Aufbauer des gestalteten Lebens in der äußeren Welt.

Wenn wir in einem speziellen Fall diesen Gegensatz prüfen wollen, stellt er sich noch in einer anderen Form dar. Diejenige Geisteswissenschaft, die seit dem 14. Jahrhundert in Europa gewirkt hat, hat diesen Gegensatz den von «Entstehung und Verwesung» genannt. Verwesen heißt, zum Wesen hingehen. Es ist, im Gegensatz zum sich überstürzenden Leben, die sich gestaltende Form, das sich Gestaltende.

Diesen Gegensatz kann man überall im Leben finden, wenn man nicht bloß mit dem Verstand die Welt auffasst. Und gebrauchen wir jetzt diesen anderen Ausdruck, so sagen wir: Dasjenige, was sich in den verwesenden Kräften ausdrücken lässt, tritt vor uns etwa in der Gestalt der Juno Ludovisi[2] hin, wo alles Leben in der wunderbaren Form erstarrt ist, wie in einem Augenblick festgehalten. Da haben Sie aufs Höchste gespannt die eine Kraft.

---

2 Monumentale Büste der Göttin Juno (griechisch: Hera), die 1622 in die Sammlung Ludovisi gelangte. Goethe nannte sie «Meine erste Liebschaft in Rom». Auch Winckelmann, Schiller, Humboldt und andere sahen in ihr den Inbegriff griechischer Idealität.

In der Wirklichkeit lebt sich die Form nicht so in einem Augenblick aus, da verändert sich die Form in jedem Augenblick. Das Innere wie in einem einzigen Augenblick zusammengedrückt tritt uns in der Form entgegen.

- *Schönheit* ist der äußere Ausdruck dessen, was die Kräfte der Verwesung allein bewirken, die Kräfte, die das Leben aufhalten;
- *Urkraft,* Wille, das ist das andere, was in jedem Augenblick die Form überwinden will. Wollen wir Kraft sehen, dann muss in der Zeit von Gestaltung zu Gestaltung gegangen werden.

Und noch in einer anderen Beziehung lebt im Menschen dieser Gegensatz von Form und Leben, von Vernichtung und ewigem Werden. Wenn im Menschen bloß die Kräfte des Lebens herrschten, so wäre es, wie wenn eine Überfülle von Sauerstoff da wäre: Der Mensch würde sich überstürzen. Es ragt aus der astralischen Welt die Kraft des Lebens und die des Aufhaltens des Lebens herein

Und so ist es mit unserem Leben: Wir müssen durch den Tod gehen. Würden wir nicht durch den Tod gehen, dann fehlte uns das eine. Wir wissen, wie der Mensch in vielen Erdenleben mit gesteigertem Bewusstsein und vollkommenerem Ich erscheint. Wodurch kommt der Mensch zum vollen Erfassen des Lebens? Kein Wesen würde sein Selbstbewusstsein immer höher gestalten können, wenn es nicht in sich selbst einen Gegensatz erleben könnte.

Denken Sie sich ein Wesen, das keine Ahnung hätte, dass es eine Vernichtung gibt, das keine Todesfurcht je geahnt hätte, dem es unmöglich wäre, dem

Tod ins Gesicht zu sehen. Ein solches Wesen könnte nicht zu dem starken Selbst- und Lebensgefühl kommen, das weiß, dass das Leben zuletzt über den Tod siegt. Wir lernen die starken Kräfte am Gegensatz kennen. Unser Ich verdanken wir der Tatsache, dass wir imstande sind, durch den Tod zu gehen. Und der hat das rechte Selbstgefühl, der die Todesfurcht gekannt und überwunden hat. Der Mensch nimmt die Kräfte des Todes auf und verarbeitet sic zu einem erhöhten Leben.

Und wem in der physischen Welt verdankt der Mensch – ein Wesen, das durch den Tod gehen kann – diese für sein Leben so wichtige Tatsache, den Tod überwinden zu können? Dem Gegensatz des Männlichen und Weiblichen!

Für die Geisteswissenschaft stellt sich

- *das Weibliche* als das dar, was die Form gestaltet,
- *das Männliche* als das, was die Form immer und immer überwinden will.[3]

Würde nur Weibliches in der Welt wirken können, dann würde alles in der Form, und sei es auch die schönste Form, erstarren. Ein Leben in einer abgeschlossenen Form könnte durch das Weibliche bewirkt werden. Dass diese

3 Es ist hier nicht von Frau und Mann, sondern vom «Weiblichen» und «Männlichen» die Rede. Die Frau verhält sich «weiblich» in der sinnlichen, «männlich» in der übersinnlichen Welt; der Mann verhält sich umgekehrt «männlich» in der physischen, «weiblich» in der übersinnlichen Welt.

Form überwunden wird, dass von Form zu Form geeilt wird, verdankt das Dasein dem Zusammenwirken des Weiblichen mit dem Männlichen. Und wir Menschen verdanken:

- dem weiblichen Teil unsere *Form* und
- dem männlichen Teil verdanken wir das forteilende *Leben,* das Werden.

Und alles im Leben ist ein Zusammenwirken dieser Kräfte. Daher wirkt in jedem Wesen Männliches und Weibliches zusammen:

- Der *Mann* ist nur ein Mensch, bei dem der eine Pol besonders bezeichnend im Physischen zum Ausdruck kommt, während die Formgebung mehr im Inneren, mehr geistig bleibt;
- und in der *Frau*° tritt im Äußeren die weibliche Form auf, während das Willensartige nach innen tritt.

Deshalb gibt es dieses harmonische Sichergänzen in der Beziehung der Geschlechter zueinander. Deshalb findet das eine Geschlecht etwas in dem anderen, was gleicher Art und Wesenheit ist. Deshalb versteht das eine Geschlecht das andere, weil das eine das andere in sich hat.

So wunderbar sind die Dinge in der Welt verkettet, dass dasjenige, was uns zuweilen so verwunderlich° in der Stimmung anmutet – der Gegensatz von Vernichtung und Werden –, dass der sich eben im Geschlechtsgegensatz ausdrückt:

- Vernichtung angehalten bedeutet: *Ruhe in der Form;*
- Werden bedeutet zugleich von einer anderen Seite, wenn es uns im äußeren Leben entgegentritt: *Vernichtung der Form.*

So kann sich niemals, wenn wir diese Sache in ihrer Totalität betrachten, irgendetwas mehr oder weniger Sympathisches an das eine oder andere dieser Worte knüpfen.

Geisteswissenschaftlich betrachtet erscheint uns unser Erdenleben so, dass wir sagen: Mit dem Zusammenwirken der Geschlechter ist dem Menschen im ewigen Werden ein «Kompromiss» zwischen Form und Vernichtung der Form eingepflanzt. Eingepflanzt ist dem Menschen, was in ihm auftreten muss: Wir nehmen mit unserer Erzeugung diese zwei Kräfte, der Form und des Lebens, auf, weil wir von zwei Seiten her ins Leben gerufen werden.

Und so wirken die großen Gegensätze des Kosmos: Dasjenige, was als Gegensatz in einer niederen Welt als männlich und weiblich erscheint, erscheint in einer höheren Welt als stärkerer Gegensatz.

Da erst ergießt sich in unsere Betrachtung von männlich und weiblich in der ganzen Natur nicht nur Verstandesbegriff und Idee, sondern auch Wille, Stimmung und Gefühl, wenn wir in jedem Wesen sehen, wie zwei Kräfte zusammenwirken und diese Wesen nur dadurch vor uns stehen können, dass bei ihnen das Gleichgewicht erhalten wird.

Kompliziert und mannigfaltig ist die Welt! Und wir verstehen sie nur, wenn wir uns auf ihre Komplexität einlassen. So verwunderlich° diese Ableitung des geschlechtlichen Gegensatzes aus dem anderen Gegensatz einer höheren Welt erscheint, ist dieser doch ein guter Führer, wenn wir ihn überall im Leben verfolgen. Wir wissen dann, warum in der Welt der Gegensatz der Geschlechter überhaupt auftritt. Er ist gerechtfertigt, weil in der Welt das Gleichgewicht zwischen Gestalt und Werden gelten muss.

Steigt der Mensch etwa als Eingeweihter aus der physischen Welt in höhere Welten hinauf, dann tritt ihm in diesen höheren Welten nicht der Gegensatz des Männlichen und Weiblichen entgegen. Tief wahr ist der biblische Ausspruch: «In den Himmeln wird nicht gefreit.» (Matthäus 22,30) Aber es tritt uns, wenn wir hellseherisch die höheren Welten betrachten, überall ein anderer Gegensatz stürmisch entgegen: Alles ist da in fortwährender Bewegung. Hier wird dieses Werden und Gestalten nur verlangsamt und verdichtet, es erscheint uns in größere Ruhe gegossen.

Das kann ein Bild davon geben, wie etwas, was man in den höheren Welten wahrnimmt, in ganz anderem Licht erscheinen kann. Es könnte so aussehen, als ob dies nur für den Menschen gelten würde. Es gilt aber überall, wo Tod und Leben wie ein geschichtlicher Gegensatz in der physischen Welt zum Ausdruck kommt.

So erscheint uns in der Kunst, in der *Juno* Ludovisi alle Seele, alle innere Größe, alles dasjenige, was im forteilenden Leben von Zustand zu Zustand schreitet, wie in einem Augenblick in eine Form ausgegossen und festgehalten. Wäre diese Form im realen Dasein Wahrheit, müsste das Wesen zu gleicher Zeit sterben.

Schönheit bedingt, wenn sie in der Form da sein soll, dass das Wesen, an dem die Schönheit in ihrem vollen Maße zum Ausdruck kommt, kein wirkliches Wesen ist. Das Leben muss da heraus – dann bleibt die Schönheit der Form, wenn das, was vom Leben überwunden werden muss, für sich dableibt.

Und wollen Sie das innere Werden, das Eilen von Zustand zu Zustand darstellen, dann werden Sie sehen, dass das in einer «charakteristischen» Form festgehalten werden kann – aber unmöglich in einer «schönen» Form. Schön sind sie nicht, die Formen der *Laokoon-Gruppe:* Da ist keine innere Ruhe festgehalten.

Schönheit und Leben sind auf dem Gebiet der Kunst dieselben Gegensätze, die wir so im Gebiet des Wirklichen skizziert haben. Da sehen wir tief in das Leben hinein, nur müssen wir eine solche Lebensbetrachtung wirklich lebendig und praktisch machen.

Auf Schritt und Tritt können wir tief ins Leben hineinschauen und Verständnis gewinnen, wenn wir die Dinge von solchen Gesichtspunkten aus betrachten:

- Sehen wir irgendetwas, was in der *Form* festgehalten wird, so ahnen wir verborgenes Leben; und
- sehen wir das *Leben,* so sehnen wir uns tief nach Bewegung, und dieses Sehnen gibt uns ein Verhältnis zu der betreffenden Wesenheit.

Dasjenige, was geisteswissenschaftliche Tatsache ist, tritt uns in den großen religiösen Urkunden wörtlich entgegen. Das macht die Bedeutung dieser Urkunden aus, dass wir sie erst dann verstehen, wenn wir die zugrunde liegenden Tatsachen aus uns selbst heraus eingesehen haben.

Betrachten wir *die weibliche Natur:*

- Nach außen ist sie das Weibliche, nach innen das Männliche;
- nach außen ist sie dasjenige, was dem Leben die Form gibt, nach innen ist sie dasjenige, was das Leben fortwährend vernichten will;
- nach außen ist sie dasjenige, was dem Menschen die Gestalt gibt, ihn mit seinen Füßen auf die Erde stellt, nach innen enthält die weibliche Natur dasjenige, was den Menschen fortwährend zu immer höheren Stufen führen will, von der Erde in immer höhere Sphären hinwegheben will.

Sehen wir uns jetzt einmal diesen *Gegensatz des Männlichen und Weiblichen in der Frau°* an. Was können wir von diesem Gegensatz sagen?

- Es gibt in der Frau° eine Kraft, die den Menschen fest auf die Erde stellen will und die, wenn sie allein da wäre, das Streben seines Kopfes nach geistiger Höhe zertreten würde;
- und es gibt in ihr eine Kraft, die verborgene männliche Kraft in ihr, die bestrebt ist, den Menschen von der Erde hinwegzuheben.

Setzen Sie das *in ein Bild:* Setzen Sie für die «männliche» Kraft das Bild der Schlange und setzen Sie für die andere Kraft die «weibliche» Natur.

- Was hat die Frau° in ihrem äußeren (weiblichen) Ausdruck zu tun? Dem den *Kopf* zu zertreten, was den Menschen von der Erde hinwegheben will;
- und was hat die Frau in ihrer männlichen (inneren) Natur zu tun? Den Menschen da zu verletzen, wo er fest auf der Erde aufsteht: ihn in die *Ferse* beißen.

«Er wird dir den Kopf zertreten, du aber wirst seiner Ferse nachstellen.»[4] Hier haben Sie, was geisteswissenschaftliche Tatsache ist, in einer wunderbaren Weise in einem großen Symbol ausgedrückt. Und das können wir wiederum wörtlich nehmen. Das macht in der Menschenseele jene Schauer, wenn man, mit den Wahrheiten der Geisteswissenschaft ausgerüstet, an die religiösen Urkunden geht und in ihren Bildern den wörtlichen Ausdruck für große Tatsachen des Lebens findet.

Und dann wird das Wort, dass diese Urkunden einen höheren Ursprung aus einer geistigen Welt haben, uns nicht eine Hypothese, sondern eine notwendige Erkenntnis. Kann das von kindlicher Fantasie erdichtet sein, was wir durch tiefes Hineinschauen in die Welt erkennen? Diese Frage muss man sich stellen, und diese Frage führt immer dazu, uns zu zeigen, wie wir in der Erkenntnis immer weiterkommen und die Urkunden der Religionen

---

4 1. Buch Mosis 3, 15: «Und ich will Feindschaft setzen zwischen dir und dem Weibe und zwischen deinem Nachkommen und ihrem Nachkommen; der soll dir den Kopf zertreten, und du wirst ihn in die Ferse stechen.» (Übersetzung von Martin Luther in der revidierten Fassung von 1984)

immer besser verstehen.

Eine scheinbar alltägliche Betrachtung wie die über die Beziehung der Geschlechter führt zum Verständnis eines wichtigen Bibelwortes. Die Geisteswissenschaft muss das geheimnisvolle Anziehungsband zwischen den Geschlechtern aus den Quellen des Lebens, aus der geistigen Welt selbst hervorheben. Der Gegensatz in der physischen Welt hat seinen Gegenpol in der geistigen Welt.

Die Geschlechter müssen auf allen Gebieten, auch im Geistigen, zusammenwirken. Und wenn wir eine Epoche vorherrschender Männerkultur hinter uns haben, so wird eine Epoche des Zusammenwirkens der beiden Kräfte kommen. Daher bringt uns gerade die Geisteswissenschaft Licht in die Frage, die mit unserem Thema angeschlagen ist.

Alles im Leben erklärt sich, wenn wir dieses Leben aus seinen unsichtbaren, übersinnlichen Grundlagen herleiten. Gestern sprachen wir im Allgemeinen von der Mission der Geisteswissenschaft, heute sehen wir, wie sie etwas Alltägliches mit Licht und Klarheit erfüllt. Alles im Leben ist der Ausdruck jenseits des sinnlichen Lebens liegender Kräfte.

Zu all dem, was uns im Leben entgegentritt, müssen wir den Ursprung in der geistigen Welt suchen – und in großartiger Weise erklärt sich das *Zusammenwirken von Leben und Form:*

- Lebte der Mensch nur in der *Form,* so würde er vernichtet;
- lebte er nur im *Leben,* so wäre wieder der Tod die Folge.

Wahres Leben ist durch das Zusammenwirken von Gegensätzen möglich. Dahinein leuchtet auch Goethe mit den Worten, die er «Urworte» nennt, um anzudeuten, dass sie aus der Geisteswissenschaft genommen sind. Er sagt in den «Orphischen Urworten»:

> «Wie an dem Tag, der dich der Welt verliehen,
> Die Sonne stand zum Gruße der Planeten,
> Bist alsobald und fort und fort gediehen
> Nach dem Gesetz, wonach du angetreten.
> So mußt du sein, dir kannst du nicht entfliehen,
> So sagten schon Sibyllen, so Propheten;
> Und keine Zeit und keine Macht zerstückelt
> Geprägte Form, die lebend sich entwickelt.»

Aus einem Vortrag vom *3. Februar 1908* in Mannheim

Wir können mit Hilfe der Geisteswissenschaft in das Wesen des Menschen hineinschauen und sehen, wo das Geschlechtliche beginnt: Es ist nur im physischen und im ätherischen Leib vorhanden. Es verlässt den Menschen in der Nacht während des Schlafes. In dem Moment, wo das Ich mit dem Astralleib den Menschen verlässt, verliert die Bezeichnung «männlich» und «weiblich» ganz und gar ihre Bedeutung. Da ist der Gegensatz, der sich in der physischen Welt als männlich und weiblich abschattiert, nicht vorhanden.

In der geistigen Welt ist dieser Gegensatz der Gegensatz von *Leben und Form* – ja, von Leben und Tod. Wenn wir in die geistigen Welten hinaufdringen, so ist dieser Gegensatz fortwährend da, der Gegensatz des immer fortschreitenden Lebens und der fortwährenden Hemmung des Lebens. Der sprießende Baum ist das eine und die Rinde oder Borke das andere.

Wir können dies an einem Beispiel des künstlerischen Schaffens betrachten. Wir stellen uns die *Juno* Ludovisi vor, jenes wunderbare Frauenbild. In der wunderbar breiten Stirn, in dem eigentümlichen Ausdruck, in all dem, was an Flächenhaftigkeit sich im Antlitz dieser Juno findet, da prägt sich etwas aus, wovon wir sagen müssen: In dieser Form ist der Geist ausgestaltet. Aber er ist ganz Form geworden, alles ist in die Form ausgegossen. Der Geist, der sonst fortströmt, das Leben, musste in einem Moment festgehalten werden.

Das ist das eine Extrem des Daseins, wo die Form so fest wird, dass sie das Leben in einem Moment festhält.

Das andere ist das plastische Kunstwerk, das in der Nähe dieser Juno Ludovisi steht: der *Zeus* mit der eigentümlichen Stirn, dem eigentümlichen Mund. Es ist eine charakteristische Form, keine eigentlich schöne Form. Wir können uns sagen: Das Leben ist noch darin, die Form kann noch zu jeder Zeit anders werden.

Diese beiden Gegensätze des fortströmenden Lebens und des schon entfalteten Lebens, das in der Form erstirbt: Das sind das «Männliche» und das «Weibliche» in der höheren Welt:

- Aus dem «Weiblichen» stammt die *Form,* die zur Plastik drängt;
- im «Männlichen» liegt die *Kraft,* die die Veränderung möglich macht.

Da sehen wir, wie dasjenige, was uns bei Mann und Frau im Äußeren entgegentritt, ein Abbild des Übersinnlichen ist. Erst dann, wenn das eingesehen wird, kann volles, durch keine Gegensätzlichkeit getrübtes Verständnis zwischen den beiden Geschlechtern auftreten. Dieses *übergeschlechtliche Verständnis* wird erst durch eine Anschauung wie die geisteswissenschaftliche gegeben.

Unsere bisherige Kultur ist eine Männerkultur gewesen. Warum sind wir in die heutige Wissenschaft hineingeraten, in der alles von der äußeren Sinnesanschauung herrührt, von dem passiven Sichhingeben an die äußere Erfahrung? Man verbietet heute dem Menschen die eigene innere Geistigkeit! Das rührt daher, dass diese Kultur eine Männerkultur ist, weil die Wissenschaft so «weiblich» geworden ist. Es war das, was durch den weiblichen Ätherleib des Mannes entstand.

In der Geisteswissenschaft° haben wir eine «männliche» Weltanschauung: Wir müssen den starken Quell der Gewissheit in den inneren Fähigkeiten finden. «Männlich» ist die Geisteswissenschaft°! Und das Merkwürdige ist: Heute interessieren sich hauptsächlich Frauen für die Geisteswissenschaft°. Das liegt daran, dass die Frau einen aktiven, «männlichen» Ätherleib hat.

Auf einen höheren Boden will die Geisteswissenschaft° die Menschheit heben als den, auf dem gewöhnlich diese Fragen nach Mann und Frau° behandelt werden. Heute spricht man von diesen Fragen gewöhnlich nur vom allerniedrigsten Standpunkt aus, und das wird noch auf die Spitze getrieben werden, je mehr die sinnlichen Vorstellungen Einfluss gewinnen.

Erlösung, Wahrheit auf diesem Gebiet kann den Menschen nur die Geisteswissenschaft° bringen. Echtes Zusammenwirken der Geschlechter wird sie herbeiführen. Wirkliche Einsicht, wirkliche Erkenntnis kann nur die Erhebung über das Alltägliche geben. Geisteswissenschaft° will ein Heilmittel für die menschliche Kultur sein. Bewährt und bewiesen ist sie, wenn sie dem Menschen hilft. Im wirklichen Leben muss sich die Geisteswissenschaft° bewähren.

Schiller drückt in schönen Worten jenes Hinaufheben über das Alltägliche aus:

«Nur der Körper eignet jenen Mächten,
Die das dunkle Schicksal flechten,
Aber frei von jeder Zeitgewalt,
Die Gespielin seliger Naturen
Wandelt oben in des Lichtes Fluren,
Göttlich unter Göttern, die Gestalt.»[5]

5 Aus dem Gedicht «Das Ideal und das Leben».

Für eine leichtere Lesbarkeit sind folgende **Worterersetzungen** vorgenommen worden (im Text durch ° gekennzeichnet):

Frau°	*ersetzt*	Weib
Geisteswissenschaft°		Theosophie
Pflanze°		Pflanzenwesen
verwunderlich°		wunderbar
zusammengedrängt°		kondensiert

Mensch- und Erdentwicklung

7 planetarische Verkörperungen der Erde	1. Saturn-, 2. Sonnen-, 3. Mond-Erde, 4. Erde (jetziger Planet), 5. Jupiter-, 6. Venus-, 7. Vulkan-Erde
7 geologische Epochen der jetzigen Erde	1. Polarische, 2. hyperboräische, 3. lemurische, 4. atlantische, 5. nachatlantische (die jetzige), 6., 7. Epoche
7 Kulturperioden der «nach-atlantischen» Zeit (je 2160 J.)	1. Indische, 2. persische, 3. ägypt.-chaldäische, 4. griech.-römische Kultur (747 v.–1413 n.Chr.); 5. unsere Kulturzeit (1413–3573 n.Chr.), 6., 7. Epoche

Das Wesen des Menschen

3 Körper-Hüllen	1. Physischer Körper 2. Ätherleib, Bildekräfteleib 3. Astralleib
3 Seelen-Kräfte	1. Empfindungsseele 2. Gemüts- oder Verstandesseele 3. Bewusstseinsseele
3 Geistes-Glieder	1. Geistselbst (höheres Ich) 2. Lebensgeist 3. Geistesmensch
Aus 9 wird 7	1. Physischer Leib, 2. Ätherleib, 3. Astralleib, 4. Ich, 5. Geistselbst, 6. Lebensgeist, 7. Geistesmensch

Dreiheit in Mensch und Welt

Geistige Wesen:	Luzifer	Christus	Ahriman
Evangelium:	Diabolos	Streben nach Gleichgewicht	Satanas
Geistig:	Spiritualismus		Materialismus
Seelisch:	Schwärmerei		Pedanterie
Physisch:	Entzündung		Sklerose
Moralisch:	hemmend	fördernd	hemmend

Naturelemente

Ätherwelt:	Wärmeäther	Lichtäther	Ton-/Zahlenäther	Lebensäther
Phys. Welt:	Wärme	Luft	Wasser	Erde
Unternatur:	Schwerkraft	Elektrizität	Magnetismus	Atomkraft
Naturgeister:	Salamander	Sylphen	Undinen	Gnome

Stufen der Einweihung

1. Imagination	Bilder sehen – in der Akasha-Chronik (Ätherwelt)
2. Inspiration	Worte hören – in der Seelenwelt (Astralwelt)
3. Intuition	Wesen erkennen – in der geistigen Welt (Devachan)

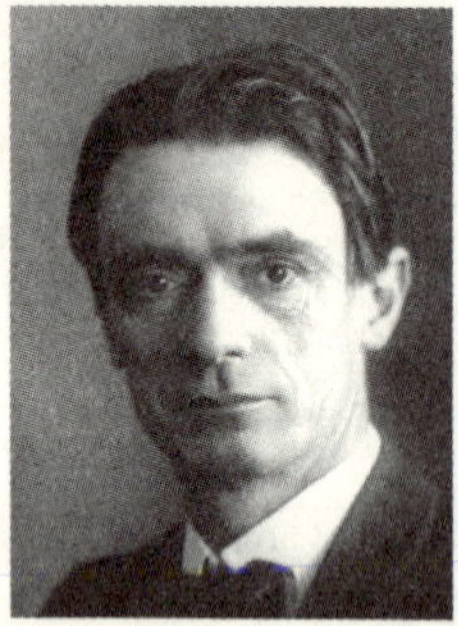

Rudolf Steiner (1861-1925) hat die moderne Naturwissenschaft durch eine umfassende Wissenschaft des Übersinnlich-Geistigen ergänzt. Seine «Anthroposophie» ist in der heutigen Kultur eine einzigartige Herausforderung zur Überwindung des Materialismus, dieser leidvollen Sackgasse der Menschheitsentwicklung.

Steiners Geisteswissenschaft ist keine bloße Theorie. Ihre Fruchtbarkeit zeigt sie vor allem in der Erneuerung verschiedener Bereiche des Lebens: der Erziehung, der Medizin, der Kunst, der Religion, der Landwirtschaft, bis hin zu einer gesunden Dreigliederung des ganzen sozialen Organismus, in der Kultur, Rechtsleben und Wirtschaft genügend voneinander unabhängig gestaltet werden und sich dadurch gesund entfalten können.

Von der etablierten Kultur ist Rudolf Steiner bis heute im Wesentlichen ignoriert worden. Dies vielleicht deshalb, weil viele Menschen vor der Wahl zwischen Macht und Menschlichkeit, zwischen Geld und Geist, zurückschrecken. In dieser Wahl liegt jene innere Erfahrung der Freiheit, die vor zweitausend Jahren allen Menschen möglich gemacht wurde und die zu einer zunehmenden Scheidung der Geister in der Menschheit führt.

Die Geisteswissenschaft Rudolf Steiners kann weder ein elitäres noch ein Massenphänomen sein: Einerseits kann nur der einzelne Mensch in seiner Freiheit dazu Stellung nehmen und sie ergreifen, andrerseits kann dieser Einzelne in allen Schichten der Gesellschaft und in allen Völkern und Religionen der Menschheit seine Wurzeln haben.